AF458886

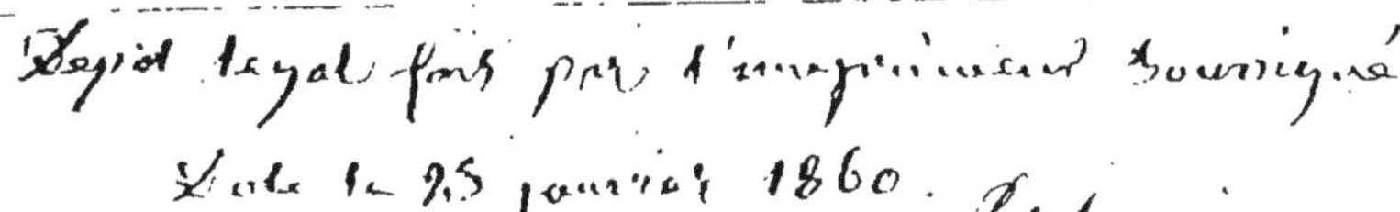

ART D'ÉLEVER
LES ENFANTS
A LA MAMELLE,

PAR C.-F.-FORTUNAT PACTET,
DOCTEUR EN MÉDECINE DE LA FACULTÉ DE PARIS,
A MONT-SOUS-VAUDREY.

Prix : 75 centimes.

DOLE,
IMPRIMERIE DE L.-A. PILLOT.

1860.

T c 31 117

ART D'ÉLEVER

LES ENFANTS

A LA MAMELLE.

31.
C 117.

DOLE, IMP. DE PILLOT.

ART D'ÉLEVER
LES ENFANTS
A LA MAMELLE,

PAR C.-F.-FORTUNAT PACTET,
DOCTEUR EN MÉDECINE DE LA FACULTÉ DE PARIS,
A MONT-SOUS-VAUDREY.

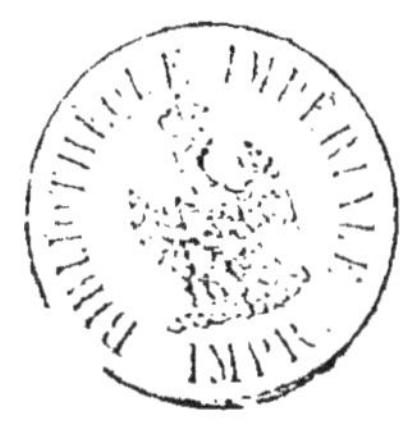

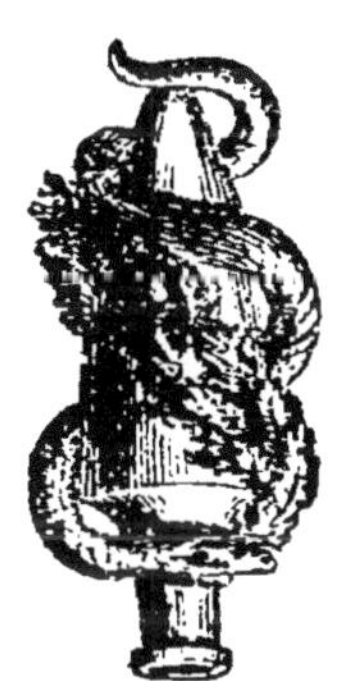

DOLE,
IMPRIMERIE DE L.-A. PILLOT.

1859.

1860

ART D'ÉLEVER

LES ENFANTS

A LA MAMELLE.

On s'accorde généralement à reconnaître que la mortalité dans l'espèce humaine exerce de grands ravages pendant les premières années de l'existence, et surtout depuis la naissance jusqu'à l'époque du sevrage. Fermement convaincu que cette grande mortalité est souvent sous la dépendance d'une direction peu intelligente des soins qui entourent notre premier âge, je me suis proposé, dans cet opuscule, de tracer aux mères de famille quelques règles de conduite touchant l'éducation des êtres que la nature leur a confiés.

La transition subite qui s'établit dans la manière de vivre de l'enfant à l'époque de l'accouchement, mérite d'abord de fixer notre attention; la connaissance de cette transition nous indiquera certaines règles hygiéniques à suivre.

Le produit de conception plongé dans un milieu liquide, dont la température était toujours la même, va tout-à-coup apparaître au sein d'une atmosphère gazeuse, sujette à de nombreuses variations de température. Les premières impressions d'un air trop froid sur la peau et sur les surfaces pulmonaires pouvant avoir des conséquences facheuses, il importe de prendre à l'égard de cet agent certaines précautions. La peau sera garantie par des vêtements; les poumons devront respirer un air suffisamment chaud, surtout les premières semaines qui suivent la naissance. Une fois la muqueuse pulmonaire habituée à ce nouveau modificateur tenu à une température douce et uniforme, on détruira la susceptibilité de cette membrane par son exposition à un air graduellement plus froid.

En même temps que la peau et les poumons, les yeux se trouvent mis en contact avec leur excitant naturel, la lumière, dont les premiers contacts, quelquefois trop vifs, ne sont pas étrangers à certaines maladies inflammatoires qui affectent souvent l'organe de la vue chez les nouveaux-nés. Il faudra donc laisser ce sens tout d'abord dans une demi-obscurité, et détruire insensiblement sa grande impressionnabilité par une lumière de plus en plus vive.

Tant que le fœtus était renfermé dans sa mère, il recevait de celle-ci un liquide nourricier qui entrait directement dans les voies circulatoires, les intestins étant en voie de formation ; à peine mis au monde, il va s'accroître par un mode de nutrition toute différente. Les voies digestives, inactives jusqu'à ce moment, seront chargées désormais d'accomplir la fonction la plus importante de notre économie ; à elles sera réservé le rôle de recevoir du dehors et d'élaborer tous les matériaux nécessaires à l'entretien de nos organes. On comprend que, si les substances nutritives qui leur sont confiées ne possèdent pas des qualités de douceur en rapport avec leur susceptibilité d'autant plus grande, qu'on est plus rapproché de la naissance, il puisse en résulter les plus graves désordres.

Voilà donc trois modificateurs, savoir : la température, la lumière et les aliments, à l'égard desquels il convient de prendre quelques précautions. Certains enfants, doués d'une grande énergie vitale, résistent malgré la négligence la plus complète des règles hygiéniques ; mais il en est d'autres qui, doués d'une vie languissante, ne peuvent être rachetés à la mort qu'au prix des plus grands ménagements.

L'impossibilité où l'on est souvent de ne pouvoir distinguer le plus ou moins de force vitale des nouveaux-nés, demande qu'on les astreigne tous à certaines règles hygiéniques; les forts n'y perdront rien de leur force, les faibles pourront souvent par là arriver à un développement complet.

Un soin des plus importants consiste à préserver les nouveaux-nés contre le refroidissement; chez eux, bien que la circulation et la respiration soient très-actives, il existe une grande tendance à la refrigération, surtout les premiers jours qui suivent la naissance. A ce moment la chaleur du corps est toujours inférieure de quatre ou cinq degrés centigrades à ce qu'elle sera plus tard; ainsi la température de l'adulte en bonne santé étant représentée par trente-sept degrés environ, celle du nouveau-né à l'instant de l'accouchement est représentée par trente-deux degrés, pour arriver à trente-six deux jours après. Ce fait trouve en partie son explication dans l'oblitération incomplète du canal artériel, d'où résulte qu'une partie du sang veineux se rend dans le système artériel sans passer dans les poumons et sans avoir été pénétrée par l'oxygène de l'air, dont la combinaison, avec les matériaux combustibles du sang, sert, comme on sait, à l'entretien de la chaleur. La persistance du trou de Botal dans certains cas, peut aussi ajouter son effet à celui de l'oblitération incomplète du canal artériel.

C'est donc les premiers jours de la naissance qu'il importe surtout d'entourer les enfants d'une température un peu élevée, sinon on pourrait voir se développer une série de maladies, telles que l'œdême compact et les affections des voies respiratoires, qui font tant de victimes parmi les classes pauvres, où manquent les ressources nécessaires pour se garantir des saisons froides.

De là je conclus à la nécessité de tenir renfermés les jeunes enfants jusqu'à l'âge de quatre ou cinq semaines, aux époques froides de l'année, et de maintenir la chambre où ils séjournent à une température de seize à dix-sept degrés centigrades. Les premières sorties se feront beaucoup plus tôt en été.

Maintenant, comme la température ambiante est presque toujours inférieure à celle du corps, celui-ci perdrait par le rayonnement une grande partie de sa chaleur, si on ne prévenait ce phénomène physique par les vêtements dont nous allons parler.

Des Vêtements.

Voici comment on procède à l'habillement

des nouveaux-nés. Après avoir enlevé l'enduit sébacé, matière grasse qui recouvre toute la surface du corps, le cordon est assujetti par une compresse de linge fin fendue de son centre à l'un de ses bords, et disposée de manière à recevoir la base de cet organe dans l'échancrure qui résulte de la section. Le plein de la compresse est tenu au-dessus du cordon, tandis que les deux chefs le débordent en dessous; ceux-ci sont croisés et renversés par-devant la première portion. Sur cette compresse on en place une seconde d'un tissu également fin; puis le tout est maintenu par une bande large de cinq ou six centimètres, assez longue pour faire deux ou trois fois le tour du corps et médiocrement serrée. Lorsque le cordon est tombé, on se contente de placer sur la cicatrice qui résulte de sa chute, un linge fin plié en plusieurs doubles et soutenu par la bande précédente. Cette dernière précaution est importante, car elle prévient l'irritation qui pourrait résulter des frottements du maillot, irritation dont la conséquence peut être un érysipèle, un phlegmon des parois abdominales, et même une phlébite de la veine ombilicale, toutes maladies très-graves. Elle prévient en outre la formation d'une hernie par l'ombilic encore trop peu résistant.

Cela fait, on passe à la tête qu'on recouvre d'un petit bonnet de toile désigné sous le nom de béguin; par-dessus celui-ci on met, pendant l'hiver seulement, une seconde coiffure en laine; enfin le tout est recouvert d'un troisième bonnet blanc muni de cordons liés sous le cou, et destinés à prévenir le déplacement de ce petit appareil. La seule précaution, c'est de ne pas serrer trop fortement le crâne, afin que le cerveau puisse prendre son libre développement.

Le corps est ensuite vêtu de la manière suivante : on enveloppe les bras et la poitrine d'une chemisette de toile fine ouverte par derrière, puis d'une brassière de même forme, en laine pendant l'hiver et de coton pendant l'été. Vient maintenant la couche de toile qu'on passe sous les aisselles, et avec laquelle on fixe lâchement les membres inférieurs, ayant soin d'interposer entre eux quelques replis, afin d'éviter les rougeurs érythémateuses et les excoriations qui pourraient résulter de leur contact continuel et du frottement l'un contre l'autre. Par-dessus la couche, et de la même manière qu'elle, est appliqué le lange de laine ou de coton, suivant la saison; seulement sa partie inférieure qui doit déborder les pieds, est rabattue sur le devant du corps et fixée derrière lui par ses deux angles. Toutes ces pièces de vêtements sont assujetties par des cordons et non par des épingles, qui pourraient blesser la peau et devenir une cause de cris continuels et même de convulsions, dont on cite des exemples.

Le maillot appliqué, comme nous venons de le dire, de manière à laisser aux membres inférieurs et supérieurs leur liberté de mouvement, offre deux grands avantages : d'abord il prévient la gêne que ne manquerait pas de provoquer une trop forte contention ; ensuite les muscles de ces parties pouvant entrer librement en jeu, il se fait dans leur sein un appel d'une plus grande quantité de matériaux nutritifs, d'où un accroissement plus rapide, plus complet et une force plus grande. D'un autre côté, la poitrine ne se trouvant un peu serrée que par sa partie supérieure, aucun obstacle n'est apporté à la respiration, qui chez les enfants s'exécute d'après le type abdominale, c'est-à-dire par des mouvements alternatifs d'abaissement et d'élévation du diaphragme ; l'absence de compression sur la cavité abdominale, aux dépens de laquelle s'exécutent ces mouvements, donne à ces derniers toute liberté.

Voilà le maillot généralement adopté de nos jours, sauf de légères modifications qui varient suivant les pays. Il diffère de celui des anciens, qui était appliqué de manière à tout immobiliser, tête, corps et membres, au point de transformer la malheureuse victime en une barre rigide. Combien de souffrances ne devaient pas éprouver ces petits êtres dans une telle situation, qui cependant était supportée, grâce aux sensations de douleurs obtuses dans le jeune âge.

Cette coutume barbare réunissait, comme on doit le prévoir, toutes les conditions requises pour s'opposer au développement physique de l'individu. Les muscles condamnés à une immobilité presque absolue, recevaient peu de nourriture, prenaient peu de développement, et l'époque où la station debout devait commencer, se trouvait par le fait très-reculée. La compression de l'abdomen et de la poitrine empêchait le libre exercice de la respiration; les muscles qui sont au service de cette importante fonction acquéraient peu d'énergie; il en résultait une insuffisance de l'hématose et de la calorification avec toutes ses conséquences, dont la plus terrible devait être l'éclosion hâtive de la phthysie chez les enfants prédisposés à cette maladie par l'hérédité. Heureusement ce maillot a été généralement banni, pour être remplacé par un autre plus en rapport avec les connaissances médicales.

Comme corollaire de ce chapitre, je vais dire quelques mots sur l'usage de la flanelle. Ce tissu appliqué sur la peau peut rendre des services incontestables; mais il n'est pas assez dépourvu d'inconvénients pour qu'on doive l'appliquer indistinctemeut chez tous les individus. Les enfants lymphatiques prédisposés aux affections catarrhales des voies respiratoires et du tube digestif, peuvent avec avantage faire emploi de cette étoffe qui, en activant les fonctions de l'appareil cutané, amène l'élimination par cette voie de matériaux qui, se portant sur les muqueuses pulmonaires et intestinales, entretiennent une inflammation chronique de ces membranes.

La déviation de ce mouvement fluxionnaire peut encore empêcher ou retarder le dépôt de matières tuberculeuses chez les enfants menacés par l'hérédité. Mais l'être qui jouit d'une bonne santé et contracte difficilement les affections catarrhales, doit s'abstenir de flanelle, dont l'effet est de débiliter par les transpirations abondantes qu'elle entretient.

Du lit des nouveaux-nés.

La confection du lit des nouveaux-nés est une chose assez importante pour mériter quelques lignes. D'abord il importe que les matières qui doivent le constituer ne soient pas d'une trop grande dureté, sinon la pression rude qu'aurait à supporter une peau aussi délicate que celle de l'enfant, occasionnerait une gêne qui nuirait beaucoup à la tranquillité du sommeil ; d'un autre côté, cette gêne provoquerait des changements de position souvent répétés, et par suite des excoriations. Si la grande dureté doit être évitée, il en est de même de la trop grande mollesse ; celle-ci a pour effet d'entretenir autour du corps un excès de chaleur qui affaiblit en provoquant des sueurs copieuses ; les sphincters de l'anus et de la vessie participent à l'atonie générale et ne retiennent pas aussi-bien l'urine et les matières fécales qui viennent plus fréquemment souiller les langes. Enfin il importe que la substance choisie ne soit pas d'un prix très-élevé, pour qu'on puisse la renouveler souvent et éviter son imprégnation par les ordures. En conséquence, la laine, la plume et le duvet, dont la mollesse et la faculté de conserver les mauvaises odeurs sont très-grandes, doivent être rejetées pour faire place à la paille de blé, aux balles d'avoine, à la mousse et aux feuilles de fougère, etc., que tout le monde peut aisément se procurer.

Quant à la manière dont les enfants seront couchés, nous allons en dire quelques mots, car à ce sujet je dois combattre certaines pratiques irrationnelles. Ainsi, dans nos contrées, on a la mauvaise habitude de bercer pour endormir ; et comme les chutes sont à craindre à la suite des balancements, on passe alternativement d'un côté à l'autre du berceau des liens constricteurs. Mais comme il est plutôt nuisible qu'utile de bercer, ce que nous démontrerons plus loin, nous conseillons de supprimer les liens, parce qu'ils offrent le grave inconvénient d'immobiliser le corps et les membres, d'où un sentiment de gêne nuisible à la tranquillité du sommeil. Un autre inconvénient non moins grave, est de comprimer la poitrine et l'abdomen, d'où difficulté de la respiration.

On objectera peut-être que ces liens sont nécessaires pour empêcher les enfants de dégager leurs bras et de découvrir la partie supérieure de la poitrine. Cette tendance à se découvrir trouve en grande partie son explication dans la gêne produite par l'immobilité passive à laquelle on condamne ces petits êtres. Si une constriction pénible n'existait pas, les enfants, pas plus que les adultes, n'auraient de tendance à se découvrir ; du reste, si les bras sont dehors, il devient facile, quand le sommeil est arrivé, de les cacher sous la couverture.

Il faudra donc s'abstenir de ces liens et laisser le corps dans une liberté entière; seulement on donnera au berceau des bords assez élevés pour qu'il dépasse la paillasse et préviennent les chutes.

Toute constriction étant absente, le décubitus ne pourra avoir lieu que sur le dos; je pense que cette position est meilleure que le décubitus alternatif sur l'un et l'autre côté, proposé par quelques médecins. Ces derniers voyaient là un moyen facile d'évacuation de la salive, des mucosités sécrétées par le larynx, les bronches, le pharynx et les fosses nazales, craignant que ces liquides ne viennent obstruer l'orifice laryngé et produire de la suffocation. Ces craintes me paraissent exagérées, car les liquides en question ne pourraient s'accumuler dans le pharynx sans déterminer immédiatement un mouvement de déglutition qui aurait pour but de les faire disparaître. Ainsi je ne vois pas là un motif pour abandonner le décubitus dorsal, qui d'ailleurs est plus naturel que le décubitus latéral, ce dernier gênant un peu les mouvements d'ampliation du thorax du côté qui repose sur le lit.

De l'allaitement.

La question que nous allons aborder est une des plus importantes de l'hygiène des enfants à la mamelle. En effet, le lait devant être la nourriture exclusive du nouveau-né, c'est sur lui que retombe toute la responsabilité de l'accroissement des premiers mois de l'existence;

on ne pourra donc trop s'enquérir si cet aliment renferme toutes les conditions nécessaires de quantité et de qualité chez les personnes qui doivent le fournir.

L'enfant sera allaité ou par sa mère, ou par une nourrice, ou au biberon.

Allaitement maternel.

Lorsque la mère est décidée à nourrir, il importe de savoir : 1° si l'état de sa santé lui permet une semblable tâche; 2° si les bouts de sein ont une bonne conformation; 3° si la sécrétion lactée sera suffisamment abondante. D'abord toute mère atteinte d'une affection chronique doit s'interdire l'allaitement, pour ce motif que la sécrétion lactée est presque toujours altérée dans ces circonstances. Elle ne devient pas trop aqueuse, comme on serait porté à le croire; au contraire, l'eau diminue, et les parties solides augmentent au profit du beurre, ainsi que le prouvent les analyses chimiques de MM. Vernois et Becquerel. Cette surcharge de matière grasse aurait pour effet de rendre le lait indigeste.

Si la femme est menacée par l'hérédité de certaines affections, telles que le cancer, la phthysie, les scrofules, elle doit encore ne pas allaiter, si elle ne veut exposer elle-même et son nourrisson à de sérieux accidents. L'enfant qui, pendant les neuf mois de la conception, a puisé dans le sang de sa mère le principe de ces maladies, est exposé davantage à leurs atteintes s'il continue à se nourrir d'un lait qui doit être imprégné des mêmes vices que le sang d'où il provient. En pareil cas, l'intervention d'une bonne nourrice étrangère peut souvent prévenir pour la suite la mise au jour de ces diathèses originelles.

Quant à la mère, l'allaitement, entrepris dans un tel état de santé, peut aussi devenir dangereux pour elle-même. En effet, supposons que cette dernière appartienne à une famille de phtysiques, n'est-il pas à craindre qu'une sécrétion lactée continue n'amène un état d'épuisement qui facilite l'invasion de la phthysie, sans cesse en imminence. Si l'allaitement est défendu alors que la diathèse existe sans aucune manifestation, à plus forte raison il devra l'être quand la maladie se dévoilera déjà par quelques symptômes. Ce que je viens de dire pour la phthysie, je n'aurais qu'à le répéter pour les vices cancéreux, scrofuleux, dont les conditions de développement se trouvent aussi singulièrement favorisées par un affaiblissement général de l'économie.

Une importante considération commune à toutes ces maladies, et qui vient ajouter son poids aux raisons d'empêchements déjà présentées, c'est la crainte de voir la sécrétion mammaire devenir insuffisante avant l'époque du sevrage. Tous ces motifs réunis plaident assez en faveur de l'intervention d'une nourrice mercenaire.

Le rachitisme sera aussi une cause d'interdiction, non pas en vue de la mère, mais en vue de l'enfant qui se trouverait exposé plus longtemps à l'imprégnation du principe morbide. Enfin le rhumatisme, la goutte et la gravelle, toutes maladies qui peuvent se transmettre par l'hérédité, doivent rendre très-circonspects dans la décision à prendre sur l'opportunité de l'allaitement. En pareil cas il vaut encore mieux se servir d'une nourrice dont la pureté du lait peut corriger les vices du sang.

Je ne quitterai pas ce sujet sans dire un mot de la diathèse syphilitique. Une femme atteinte de syphilis doit allaiter son enfant, au risque même d'être obligée plus tard d'interrompre son œuvre pour cause d'insuffisance de la sécrétion lactée; car dans le cours de la grossesse le virus a pu passer de la mère au produit de conception, et les exemples de contamination de l'enfant à la nourrice sont assez communs pour justifier notre manière de voir. D'un autre côté, les médicaments nécessaires à la guérison de l'enfant doivent d'abord être introduits dans les voies digestives de la nourrice pour y être absorbés, et de la transportés dans les glandes mammaires, où la nature les met dans un état en rapport avec l'impressionnabilité du canal alimentaire des nouveaux-nés; or, on comprend toute la répugnance qu'aurait une personne étrangère à subir un semblable traitement.

Mamelon. — Il est certaines femmes qui, avec des glandes mammaires, bien développées du reste, présentent une destruction des mamelons, due à l'action d'un instrument tranchant, à une brûlure, à la gangrène, à un eczéma, etc. Si la lésion est double, la seule chose à faire est de trouver une nourrice avant le terme de l'accouchement; si elle est uni-latérale, on peut essayer l'allaitement avec l'autre sein. En dehors de ces mutilations, heureusement rares, il est des mamelons qui, avec une longueur normale, ont été refoulés dans la substance mammaire par une pression prolongée, comme celle qu'exerce un corset trop serré. Ce raccourcissement apparent est d'ordinaire vaincu avec facilité par divers moyens dont nous allons parler. Il est inutile de dire qu'avant tout on doit faire usage d'un corset qui soutienne doucement les seins dans leur expansion progressive, sans comprimer leurs appendices.

Parmi les nombreux moyens conseillés, se trouve la titillation des mamelons, à partir des derniers mois de la grossesse; mais ces manœuvres restent trop souvent inefficaces, pour que je puisse en recommander l'usage. On a recours aussi aux bouts de sein en gomme élastique, en cuir bouilli, en bois, en ivoire, en liège, et même en tétine de vache; tous sont construits sous la forme d'une plaque concave par la face qui doit reposer sur le sein; leur centre est muni d'un diverticule creux destiné à recevoir le mamelon. Ces appareils s'appliquent contre les seins, de manière que le mamelon, contenu dans le diverticulum et protégé par lui, s'allonge sous l'influence de la pression exercée à sa base, par la face concave de l'instrument fortement comprimé par les goussets d'un corset confectionné à l'occasion. Des succions de temps en temps répétées, au moyen d'une petite pompe adaptée sur le diverticulum, viennent en aide aux bouts de sein et facilitent le résultat désiré. Ce procédé est très avantageux; mais la douleur et l'irritation qu'il engendre obligent souvent à le rejeter peu de temps après son application.

Je crois qu'il vaut mieux recourir d'emblée à la succion pratiquée, soit par la mère elle-même avec une pipe de verre à tuyau recourbé, soit par le mari ou une servante, soit enfin par un jeune chien de grosse espèce, auquel on enveloppe les pattes.

Une fois l'appendice mammaire revenu à son état naturel, on le protège par des bouts de sein ordinaires ou fabriqués avec de la cire, préalablement ramollie dans l'eau chaude. Ces derniers appareils sont alors facilement supportés, parce qu'il n'est plus nécessaire d'exercer sur eux une forte pression comme précédemment.

Il arrive quelquefois que le mamelon est dur et ne se laisse pas traverser par le liquide mammaire sécrété durant la grossesse. On remédie aisément à cet accident au moyen de topiques émollients, de cataplasmes, d'onctions huileuses, puis de succions artificielles.

Enfin il peut se faire que les conduits lactés soient oblitérés, ce qu'on reconnaît à la sensation de cordes dures, rayonnantes, qu'éprouve la main promenée autour du mamelon. Cet état qui constitue les cordes de lait, comme on dit vulgairement, cède souvent avec facilité aux succions artificielles.

Sécrétion lactée. — Chez les primipares, est-il possible de savoir, avant l'accouchement, si le lait aura les qualités et l'abondance nécessaires. Autrefois, pour résoudre ces questions, on s'appuyait sur les apparences d'une forte constitution, d'un bon tempérament, sur le développement des mamelles. De cette manière, on devait souvent être conduit à des résultats trompeurs, car il peut se faire qu'une femme qui réunisse toutes les apparences extérieures favorables, soit néanmoins une mauvaise nourrice, tandis que telle autre qui, au premier abord inspire peu de confiance, élève cependant de très-beaux nourrissons. De nos jours on arrive à la solution du problème d'une manière plus satisfaisante, par un procédé que nous a transmis M. Donné.

A partir du troisième mois, et quelquefois à partir du commencement de la grossesse, les seins deviennent turgescents, se gonflent et sécrètent un liquide jaune, visqueux, qu'on appelle *colostrum*; eh bien ! c'est par l'examen de ce liquide qu'on est arrivé à formuler certaines règles qui permettent de juger d'avance si la femme sera bonne ou mauvaise nourrice.

M. Donné divise les femmes, sous le rapport de la sécrétion du colostrum, en trois catégories :

Dans la première se rangent celles chez lesquelles, à quelqu'époque de la grossesse que l'on fasse cet examen, la sécrétion du colostrum est si peu abondante, que l'on peut à peine en obtenir une goutte ou une demi-goutte, par la pression la plus soigneusement exercée sur la glande mammaire et le mamelon ; dans ce cas, le lait sera presqu'à coup sûr en petite quantité après l'accouchement, pauvre et insuffisant pour la nourriture de l'enfant.

La seconde catégorie comprend celles qui sécrètent un colostrum abondant, mais fluide, aqueux, coulant facilement, semblable à une légère eau de gomme, et ne présentant pas de stries, de matières jaunes, épaisses et visqueuses ; les femmes offrant ce caractère, peuvent avoir du lait en plus ou moins grande quantité, quelquefois abondant, quelquefois rare, mais leur lait est toujours pauvre, aqueux, très peu substantiel.

Enfin lorsque la sécrétion du colostrum, chez une femme grosse de huit mois, par exemple, est assez abondante, que l'on en obtient facilement plusieurs gouttes dans un verre de montre, surtout lorsque ce fluide contient une matière jaune plus ou moins foncée, plus ou moins épaisse, tranchant par sa consistance et par sa couleur avec le reste du liquide dans lequel elle forme des stries distinctes, on a la presque certitude que la femme dans ces conditions aura du lait en suffisante quantité, que ce lait sera riche en principes nutritifs, et qu'i jouira, en un mot, de toutes les propriétés essentielles.

Si la mère possède toutes les qualités voulues,

sous le rapport de la santé, de la conformation des bouts de sein et de la sécrétion lactée, elle doit, autant que possible, entreprendre de nourrir elle-même son enfant. Quand ce dernier est d'une constitution frêle, délicate, la mère seule, aidée par l'amour instinctif qu'elle a pour sa progéniture, peut s'imposer la tâche de prodiguer les soins nécessaires. Une nourrice mercenaire ne sera jamais capable d'un dévouement aussi grand que celui de la mère; son indifférence ne pourrait même être compensée par un lait de qualité supérieure.

Allaitement par les nourrices.

Lorsque, pour un motif quelconque, on est obligé d'avoir recours à une nourrice étrangère, voyons comment le choix doit en être établi.

Constitution et tempérament. — Doivent être rejetées toutes les femmes qui, à une faible constitution, joignent les attributs d'un tempérament scrofuleux, tels que engorgements ganglionaires, cicatrices d'anciennes caries osseuses, traces de tumeurs blanches. Au nombre des causes d'exclusion nous rangeons encore les diathèses tuberculeuse, cancéreuse, rhumatismale, goutteuse, syphilitique, enfin les maladies chroniques; et cela pour les motifs dont nous avons déjà parlé à propos de l'inopportunité de l'allaitement maternel.

Le tempérament étant reconnu bon, il ne faut pas trop insister sur les caractères d'une forte constitution, dont l'apanage est, comme on sait, des cheveux bruns, des muscles développés, le teint frais, un embonpoint modéré; car, si un développement normal des mamelles et une abondante sécrétion lactée coïncident ordinairement avec cet état, combien d'exceptions ne rencontre-t-on pas? Il faut se méfier surtout d'un embonpoint prononcé; il en est des femmes replètes comme des vaches laitières trop grasses, chez lesquelles les matériaux nutritifs, au lieu de fournir du lait, sont employés à la fabrication du tissu adipeux.

Age. — On fixe vingt ans pour la limite inférieure et trente-cinq ans pour la limite supérieure. Pendant cette période de la vie, la composition du lait est à peu de chose près la même; il n'existe de différence sensible qu'aux deux extrêmes, c'est-à-dire au-dessous de vingt ans et au-dessus de trente-cinq. En Effet, au-dessous de vingt ans, la quantité d'eau renfermée dans mille grammes de lait est représentée par 870, et au-dessus de trente-cinq ans par 895; la moyenne normale étant de 889, on voit qu'il existe, entre ce dernier nombre et les deux premiers, des différences assez tranchées, différences qui sont moindres aux autres époques de l'existence, que nous avons assignées comme les plus convenables pour l'allaitement.

Le poids des parties solides est aussi modifié d'une manière non moins remarquable. L'état normal étant représenté par 111, nous avons au-dessous de vingt ans 130, et au-dessus de trente-cinq ans 105.

On voit par ces chiffres que, des deux limites supérieure et inférieure, c'est la dernière qui s'éloigne le plus de l'état normal. Des modifications aussi profondes doivent inspirer des craintes pour le nourrisson, et faire respecter pour l'allaitement la période de la vie que nous avons assignée.

De l'âge du lait. — Pendant les quinze jours qui suivent l'accouchement, le lait offre une composition chimique et microscopique différente de celle qu'il a plus tard. A l'examen du microscope, on y découvre des corps granuleux qui caractérisent le *colostrum*, des globules de *mucus*, enfin des globules de beurre d'une très grande inégalité. A l'analyse chimique, on trouve, pour l'eau et les parties solides, des chiffres qui s'éloignent sensiblement de ceux de l'état normal.

Ainsi, d'après MM. Vernois et Becquerel, les poids normaux de l'eau et des matières solides étant, sur mille grammes de lait, représentés par 889 pour le premier, et 111 pour le second, on trouve, comme représentant les mêmes parties dans le jeune lait, les nombres 872 et 127. Il est probable que ces altérations ont pour effet de communiquer au lait des propriétés laxatives qui favorisent l'évacuation du méconium contenu dans les intestins du nouveau-né. Depuis quinze jours jusqu'à vingt-quatre mois, on rencontre des différences de composition qui s'éloignent peu de la moyenne normale, et ne sont aucunement en rapport avec l'âge de l'aliment.

D'après cela, on doit comprendre qu'un lait de un à quinze jours serait préférable, à cause de ses propriétés laxatives. Mais il est assez rare de rencontrer des femmes dont les enfants succombent lors de l'accouchement ou peu de temps après ; d'un autre côté, il serait peu humain d'engager une mère à élever au biberon son propre enfant, à partir de sa naissance, pour donner son lait à un enfant étranger ; aussi est-on obligé, le plus souvent, de choisir des nourrices qui ont accouché depuis un certain nombre de mois. Parmi ces dernières, on est dans l'habitude de prendre celles qui ont un lait de six ou sept mois, parce qu'alors le lait de vache et les bouillies peuvent continuer l'alimentation du premier nourrisson, sans beaucoup de préjudice. Au-delà de ce terme, il est à craindre de voir la sécrétion mammaire devenir insuffisante avant l'époque opportune du sevrage, bien qu'on voie cependant certaines femmes accouchées depuis huit mois entreprendre avec succès un second allaitement; on a même vu des femmes allaiter jusqu'à l'époque ordinaire du sevrage deux enfants, l'un après l'autre; mais les exemples en sont très-rares. Quoi qu'il en soit, nous pensons qu'il est prudent d'écarter toute nourrice dont l'accouchement remonte à plus de sept mois.

Des qualités du lait. — Autrefois, pour apprécier les qualités d'un lait, on en recueillait une goutte sur l'ongle; et lorsque cette goutte, avec une couleur d'un blanc bleuâtre faisait la perle, on portait un jugement favorable. Une trop grande fluidité et une couleur trop bleuâtre étaient d'un mauvais augure. Ce moyen est abandonné de nos jours; il en est de même d'un autre qui consiste à tirer une certaine quantité de lait, à le faire bouillir et à voir s'il tourne, auquel cas on porte un mauvais pronostic. Aujourd'hui nous avons des procédés d'une plus grande précision. Avant d'en donner la description, il importe de faire connaître, en peu de mots, la composition chimique et microscopique du lait, pour faciliter l'intelligence de leur mode d'agir.

Parmi les matériaux qui forment ce liquide, on trouve: 1° de l'eau; 2° des substances tenues en dissolution dans l'eau, savoir : du sucre, du caséum qui sert à la préparation du fromage, et des sels ; 3° du beurre en suspension, sous la forme de globules qui, vus à un microscope grossissant les objets de trois cents fois, paraissent ronds et transparents. Ces globules, plus légers que le milieu dans lequel ils nagent, montent à la surface par le repos et constituent la couche de crême.

Sur 1,000 parties de lait de femme, d'après une analyse faite par MM. Vernois et Becquerel, l'eau entre pour 889,08 ; le sucre, pour 43,64 ; le caséum, pour 39,24, et les sels, pour 1,38.

Comme il est d'observation que le sucre et le caséum marchent en rapport assez constant avec le beurre, il suffit, pour être renseigné d'une manière satisfaisante sur la composition d'un lait, de connaître la quantité et les qualités de ce dernier élément constitutif. Pour apprécier les qualités du beurre, le microscope doit intervenir ; lorsque, sous l'objectif de cet instrument, les globules butyreux apparaissent rares, petits, sous la forme d'une poussière fine, en un mot, presque semblables à ce qu'ils sont dans le colostrum, cet état annonce une mauvaise élaboration de la graisse, qui doit communiquer au lait des propriétés laxatives et le rendre impropre à une bonne digestion. Si, au contraire, ces globules apparaissent trop volumineux, c'est un indice que le lait sera d'une digestion trop lourde. Quand ils sont nets, brillants et de grosseur moyenne, on les regarde comme étant d'une excellente qualité. Avec l'habitude, on peut arriver à distinguer, par le microscope, si les globules butyreux sont trop ou pas assez abondants ; mais pour avoir une plus juste idée de leur proportion relative, on a recours, de préférence, à d'autres procédés.

Le plus simple consiste à se servir des tubes-éprouvettes de M. Donné, qui sont divisés en cent parties d'égale capacité. Sur 100 parties, un lait de femme de bonne qualité doit marquer trois parties de crême après un repos suffisant. Si la couche de crême dépasse le chiffre indiqué, la graisse, souvent aussi le sucre et le caséum, sont dans des proportions qui rendent le lait trop substantiel. Un nombre inférieur à trois annonce un aliment peu riche en principes solides et, par suite, peu nourrissant.

Il existe encore plusieurs procédés d'une assez grande exactitude : tels sont ceux de M. Lecomte, de M. Marchand ; mais leur description serait trop longue pour entrer dans un travail aussi restreint.

Rien n'est plus important que ces recherches sur l'abondance de matériaux solides, car un lait trop ou pas assez substantiel peut être très-nuisible au nourrisson. S'il est trop riche en matériaux solides, il exige, de la part de l'estomac et des intestins, un surcroît d'activité qui, bientôt, amène l'inflammation de ces organes ; s'il est pauvre, ce dernier accident ne tarde pas non plus à s'observer. En effet, il est à remarquerqu'une nourriture trop ou pas assez réparatrice engendre chez l'enfant un même accident, savoir : l'inflammation des voies digestives avec toutes ses conséquences, qui sont des coliques, des vomissements, de la diarrhée, puis le marasme.

M. Donné a eu l'occasion d'observer un cas remarquable de lait trop riche chez une femme du monde qui nourrissait elle-même son enfant. « Cette femme, dit-il, qui a nourri cinq enfants avec le plus grand succès, produit un lait tellement riche et substantiel, qu'il a presque la consistance de la crême. Lors de sa seconde nourriture, l'enfant venait mal, souffrait de violentes coliques, et il avait, après chaque repas, tous les résultats d'une mauvaise digestion.

« Déjà la mère et la famille elle-même s'inquiétaient; on pensait que le lait n'était pas de bonne nature, qu'il avait quelques propriétés délétères, et l'on songeait à pourvoir l'enfant d'une autre nourrice ; la mère n'était pas éloignée de renoncer à l'allaitement.

« J'examinai attentivement le lait, et, après l'avoir soumis à tous les moyens d'investigation qui pouvaient m'éclairer sur sa composition et sur ses qualités, je n'y découvris aucune altération, aucun mélange de substances organiques, étrangères ou morbides, en un mot, ce lait était parfaitement pur; il ne présentait aucune circonstance particulière, si ce n'est cet état de richesse dont je viens de parler; je fus donc persuadé qu'il ne fallait pas chercher ailleurs la cause des accidents dont souffrait l'enfant, et que ces mauvaises digestions dépendaient de ce qu'il prenait une nourriture trop forte et trop substantielle pour son estomac. »

Dans les cas rares de ce genre, il suffit, pour calmer les accidents, d'interrompre le repas avant sa fin et de le terminer avec un peu d'eau sucrée.

De la quantité du lait. — Pour apprécier la quantité du lait, il ne faut pas toujours s'en prendre au volume des mamelles, qui peuvent très-bien induire en erreur. La glande mammaire se compose du tissu glandulaire ou tissu sécréteur, plus d'une couche graisseuse plus ou moins épaisse; or, il arrive, chez certaines femmes pourvues d'un grand embonpoint, que la couche graisseuse forme la presque totalité des glandes, qui paraissent développées à première vue, et qui en réalité sont petites sous le rapport du volume du tissu glandulaire proprement dit. Le palper seul pourra faire reconnaître si les seins doivent leur développement à la graisse ou au tissu sécréteur ; dans le premier cas, les lobules mammaires sont difficilement sentis, dans le second, le siége superficiel de ces lobules permettra de les distinguer avec facilité.

Lorsqu'une nourrice se présente avec des seins gros, qui doivent surtout leur volume à l'élément sécréteur, lorsqu'ils sont toujours gorgés de liquide que la moindre pression peut extraire, il faut être rassuré sur l'abondance de la sécrétion lactée. Mais de ce qu'une femme aura des glandes d'un petit volume, il ne faudra pas toujours la regarder comme peu apte à l'allaitement, car il est des nourrices dont les mamelles, paresseuses à l'état de repos, produisent cependant une grande quantité de lait, lorsqu'elles sont excitées par les succions de l'enfant.

Dans ces circonstances, il est difficile de se prononcer promptement. Si le nourrisson ne reste pas trop longtemps pour prendre son repas ; si, quand il pratique les succions, les glandes deviennent turgescentes et laissent ruisseler du lait sur les lèvres ; s'il abandonne le sein dans un état de satisfaction ; enfin, si des cris ne viennent pas révéler des envies très-fréquentes de téter, il est permis de porter un jugement favorable.

Un autre moyen d'appréciation, conseillé par M. Natalis Guillot, consiste à peser l'enfant avant et après la mise au sein. La différence de poids indique la quantité de lait avalée. Chaque tétée doit retirer de 80 à 150 et 200 grammes de lait à la nourrice; mais au-dessous de 80 grammes, c'est une quantité de lait insuffisante pour les besoins de la nutrition.

Du retour prématuré des époques. — Généralement, on regarde le retour prématuré des époques, comme une chose assez fâcheuse pour légitimer le rejet d'une nourrice qui se trouve dans une semblable position. Je crois qu'il n'y a pas lieu de tant s'alarmer à cet égard, d'après les opinions d'auteurs recommandables.

M. Michel Levy s'exprime ainsi dans son *Traité d'Hygiène :* « Le retour prématuré des menstrues n'est point un motif absolu de cesser l'allaitement. Il y a des femmes qui supportent cette perte de quelques jours sans détriment pour la lactation; et quant à l'influence qu'elle exerce sur la nature du lait, on n'en peut juger que d'après l'état de l'enfant. J'ai remarqué chez l'un des miens une coïncidence exacte de coliques, de diarrhées, d'irritabilité nerveuse avec le retour menstruel de sa nourrice. »

M. Natalis Guillot écrivait dans l'*Union médicale*, du 5 janvier 1852 : « Généralement, si le médecin savait à l'avance que la menstruation n'est pas interrompue chez une nourrice, je crois qu'il la refuserait. » Néanmoins, quoique je partage cette manière de voir, je dois dire que j'ai vu et que je vois dans les salles des nourrices parfaitement réglées; et il ne m'est pas démontré que l'apparition de cette position entraîne tous les dangers qu'il est permis de redouter en pareil cas.

MM. Vernois et Becquerel, dans trois analyses qu'ils ont pu faire de laits recueillis sur des femmes au moment même où elles étaient réglées, ont trouvé que l'eau était diminuée sensiblement, et que les parties solides étaient notablement augmentées. Cette augmentation des principes solides peut rendre l'aliment indigeste pour certains enfants faibles, et provoquer des vomissements et de la diarrhée. Mais il sera facile d'y porter remède par l'interruption du repas avant sa fin, pour le terminer par l'administration de quelques cuillerées d'eau sucrée.

Ce retour des menstrues, qui est ordinairement un objet de secret pour les femmes qui se proposent d'être nourrices, ne doit pas, lorsqu'il est découvert, être une cause de rejet immédiat. On peut essayer; si l'enfant, à l'époque des règles, éprouve de graves accidents, qui ne peuvent être enrayés par le moyen sus-indiqué, alors seulement on congédie la nourrice.

Certains médecins attachent une grande importance à la couleur des cheveux; ils regardent comme de mauvais augure les cheveux blonds ou rouges, et ne veulent que des nourrices brunes. Lorsque la couleur blonde reflète un tempérament lymphatique ou scrofuleux, je comprends qu'elle puisse inspirer des craintes; mais combien de femmes ont la chevelure blonde et cependant jouissent de tous les attributs d'un bon tempérament, à savoir : un embonpoint modéré, les chairs fermes, les muscles développés; tandis que d'autres qui ont les cheveux bruns, portent tous les indices d'un tempérament scrofuleux, tels que engorgements ganglionaires, etc. Le plus ou moins de coloration de la chevelure ne mérite donc pas toute la valeur qu'on a voulu lui accorder.

La nourrice doit, autant que possible, avoir un caractère doux, paisible. Lorsque, pour des raisons particulières, elle ne peut habiter sous le toit de la mère qu'elle remplace, il faut s'informer si elle-même et son mari n'ont pas des habitudes d'ivrognerie, s'ils vivent dans un bon accord, enfin s'ils ne sont pas sujets à des passions violentes, à des emportements de colère, autant de causes qui peuvent retentir d'une manière fâcheuse sur le lait de la femme, et produire des troubles souvent nuisibles. Les émotions morales chez les femmes qui allaitent ont une influence trop pernicieuse, pour qu'on ne doive refuser une nourrice qui, par son caractère ou sa cohabitation avec d'autres personnes, est exposée à ces secousses violentes. A ce propos, je dois citer quelques exemples. Une femme sujette à des emportements de colère eut onze enfants; elle en nourrit dix qui périrent à divers âges de maladies de langueur; le onzième fut confié à une nourrice étrangère, et eut le bonheur d'en rapporter une brillante santé.

Une nourrice encore émue du danger que venait de courir son mari, dans une querelle avec un soldat qui avait tiré le sabre contre lui, et auquel elle avait arraché cette arme, présente le sein à son enfant âgé de onze mois et bien portant; l'enfant le prend, puis le quitte bientôt avec agitation, et meurt en quelques instants.

Ces deux exemples suffisent pour faire comprendre tout le danger des émotions morales.

Avant de terminer ce chapitre, je donnerai encore le conseil de prendre une nourrice intelligente, et qui aura déjà élevé plusieurs enfants, ce qui lui aura donné une habitude des soins que réclame le premier âge, et ce qui permettra encore de juger de ses qualités par l'état plus ou moins florissant des autres nourrissons.

MANIÈRE

DE

DIRIGER L'ALLAITEMENT.

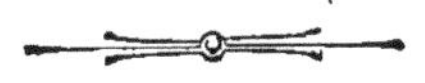

Nous allons voir maintenant de quelle manière l'allaitement sera dirigé, soit par la mère, soit par la nourrice. Nous diviserons la durée de l'allaitement en deux périodes : 1° depuis l'accouchement jusqu'au début de la première dentition ; 2° depuis cette dernière époque jusqu'au sevrage.

PREMIÈRE PÉRIODE.

Si la mère se destine à nourrir, l'accouchement une fois terminé, elle pourra de suite présenter le sein à son enfant, lorsque le besoin de prendre du repos ne se fera pas sentir ; mais si le travail a été long et laborieux, et si la femme désire du repos, il faut respecter ce sommeil réparateur autant qu'il veut se prolonger. En même temps, la sage-femme ou une autre personne prend soin du nouveau-né, auquel on administre, à différents intervalles, de l'eau sucrée ou du sirop de chicorée, pour animer les contractions peristaltiques de l'intestin, et favoriser l'expulsion du méconium; on peut même, si le sommeil de la mère est trop long, lui donner quelques cuillerées de lait de vache tiède et étendu d'eau sucrée. Dès que les fatigues sont réparées, la nouvelle accouchée offre le sein à son enfant, après avoir lavé le mamelon pour ramollir et faire disparaître les matières qui peuvent obstruer l'ouverture des conduits galactophores. Ces lavages du mamelon devront être exécutés tous les matins, pour enlever le lait qui souille la surface externe de cet organe, et surtout pour faire disparaître l'acide lactique qui a pu, durant la nuit, se former aux dépens de la lactine ou matière sucrée. On comprendra l'utilité de cette recommandation, en songeant que le contact de l'acide lactique, avec la muqueuse buccale du nourrisson, peut quelquefois suffire pour engendrer le muguet.

Le bout de sein étant bien lavé, on le place dans la bouche de l'enfant, jusqu'à ce que ce dernier ait assez d'habileté pour le prendre lui-même; puis on s'assure que la déglutition s'exécute convenablement, ce qu'on reconnaît en appuyant son doigt sur le larynx, qui subit des mouvements alternatifs d'abaissement et d'élévation, comme le pharynx lors du passage du bol alimentaire dans ce dernier organe. Si on reconnaît que le nouveau-né ne déglutit pas d'une manière normale, il faut s'enquérir de la cause, qui peut être ou une compression du nez par la glande mammaire, ou une position vicieuse du bout de sein, qui, au lieu d'occuper la face dorsale de la langue, repose entre la face inférieure de celle-ci et le plancher de la bouche, ou bien encore une désobstruction incomplète des conduits galactophores, ce dont on s'assure par la difficulté avec laquelle le lait jaillit, lorsque la partie antérieure de la mamelle est comprimée entre le pouce et l'index. Dans ce cas, il faut recouvrir les seins de cataplasmes, pour ramollir les matières concrètes qui s'opposent à la sortie du liquide, et pratiquer des succions soi-même ou par d'autres personnes, afin d'entraîner ces matières par le courant du lait. Pendant les quelques jours que la femme reste au lit après sa couche, elle peut donner le sein en étant assise sur son lit, lorsque cette position n'occasionne pas trop de fatigue, ou reposant sur le côté, et laissant tomber le mamelon dans la bouche de l'enfant placé auprès d'elle.

Ordre des repas. — Comme le mouvement de nutrition est plus actif dans l'enfance qu'à toute autre époque de la vie, surtout pour la partie de ce mouvement qui a rapport à l'assimilation, à cause du développement incessant des organes, il importe de donner à l'économie une quantité d'aliments proportionnée à ses besoins. D'après cela, il est aisé de comprendre que les repas dans le jeune âge devront être plus fréquents que chez une personne dont le développement est complet. D'un autre côté, si on considère que la croissance, pour des intervalles de temps égaux, diminue avec l'âge, on comprendra aussi que les repas devront être d'autant plus éloignés que l'enfant sera plus âgé.

Pendant les trois ou quatre premières semaines, époque où l'accroissement est surtout rapide, on donnera à téter toutes les deux heures, de manière à ce que l'estomac fonctionne continuellement, mais sans être surchargé, comme cela arrive lorsqu'on donne le sein à tout instant. Cependant l'estomac est un organe qui ne pourrait fonctionner sans relâche très-longtemps; comme les autres organes, il est sujet à la fatigue qui se révèle quelquefois par des désordres sérieux. Il faut donc du repos à l'estomac, et ce repos lui sera donné pendant la nuit. Ainsi, au lieu de présenter le sein la nuit aussi souvent que le jour, la femme s'arrangera de façon à prendre de six à sept heures de sommeil, pendant lesquelles le nourrisson s'abstiendra de téter; il n'y aura d'exception que pour les premières semaines, où le sommeil sera interrompu une seule fois vers son milieu, soit pour présenter le sein, soit pour donner quelques cuillerées de lait de vache coupé avec de l'eau sucrée, afin que la nourriture ne fasse pas défaut à l'accroissement si rapide à cette époque de la vie. Passé la troisième ou quatrième semaine, ce repas nocturne sera supprimé, malgré les cris, qui ne tardent pas à s'apaiser au bout de quelques jours, si on possède assez de force de caractère pour résister.

Les dépenses du corps étant moins considérables dans l'état de repos que dans l'état de veille, qui, grâce au mouvement et au grand air, augmente beaucoup la consommation des matériaux nutritifs, on conçoit très-bien que l'enfant puisse, sans aucun préjudice, ne pas prendre de nourriture durant six ou sept heures de sommeil.

L'ordre des repas ainsi réglé pour la nuit, donnera à la mère le temps de réparer les fatigues de l'allaitement, fatigues dont l'excès altère souvent la sécrétion lactée, ainsi que la santé de celui auquel elle est destinée.

Nous avons dit que durant le premier mois, le sein doit être présenté toutes les deux heures; le deuxième mois, l'intervalle entre chaque repas sera de deux heures et demie, puis de trois heures, à partir du troisième mois jusqu'au sevrage et même un peu au-delà. Dans cette distribution des repas, la régularité est d'une grande importance, car les voies digestives fonctionnant à des intervalles de temps égaux possèdent, au moment où on les fait travailler, une énergie plus grande. Si on présente le sein à des heures tantôt rapprochées, tantôt éloignées, il se produit chez l'enfant ce qui se produit chez l'adulte dont les heures des repas n'ont rien de régulier, c'est-à-dire que les digestions languissent et deviennent moins profitables.

Depuis la naissance jusqu'à l'apparition des premières dents, qui se montrent d'ordinaire vers l'âge de six mois, le régime de l'enfant doit être composé de lait exclusivement. L'observation de ce qui se passe dans les autres espèces de mammifères, dont les petits puisent toute leur nourriture dans les mamelles de la mère, aussi longtemps que la dentition se fait attendre, justifie suffisamment cette règle de conduite. Il est regrettable que l'homme seul de tous les mammifères ne suive pas les indications fournies par la nature, et veuille souvent donner à ses rejetons, avant l'âge voulu, des bouillies plus ou moins épaisses et nullement en rapport avec la susceptibilité du tube digestif. L'emploi intempestif de ces derniers aliments engendre communément une inflammation gastro-intestinale, des vomissements, de la diarrhée, le marasme, puis la mort quand le sujet n'a pas assez de force pour résister.

Ainsi du lait, et rien que du lait, jusqu'au début de la première dentition. D'ailleurs cet aliment est complet; il renferme: 1° du sucre pour la production de la chaleur animale; 2° une matière grasse, le beurre, dont une partie brûle et donne aussi de la chaleur, et dont l'autre partie se met en réserve dans le tissu cellulaire interposé aux différents organes pour servir à temps utile; 3° enfin il renferme du caséum et un peu d'albumine, matières azotées qui servent à l'entretien des tissus. Si le lait de la mère n'est pas suffisant, ce qu'on reconnaît à l'état chétif du nourrisson, aux tétées qui deviennent moins longues, on supplée par du lait de vache coupé avec de l'eau sucrée, à l'effet d'obtenir du lait qui se rapproche du lait maternel par sa composition. L'analyse chimique démontre dans le lait de vache une plus grande proportion de beurre et de caséum, tandis que le sucre s'y trouve en moins forte quantité; par l'addition de l'eau sucrée, le beurre et le caséum se trouvent dilués et le sucre augmenté, d'où résulte un aliment assez semblable à celui fourni par la mère. Il conviendra de l'administrer sortant du pis de la vache, ou chauffé à trente ou trente-cinq degrés environ, pour qu'il ait une température douce, comme celui qui sort des mamelles de la femme.

On peut aussi faire usage de lait de vache pur, mais alors de celui qui sort le premier des mamelles. Ici le mélange d'eau sucrée n'est pas nécessaire, et en voici les motifs : le pis des vaches ayant une direction verticale peut être considéré comme un vase dans lequel le lait séjourne un temps variable, suivant l'intervalle des traites, et dans lequel s'opère la séparation des globules butyreux, qui, en raison de leur densité inférieure à celle du liquide où ils nagent, gagnent les régions supérieures de la glande. Le premier lait obtenu est donc moins riche en graisse que le dernier; il est vrai que les autres éléments solides dissous restent en même proportion ; mais comme ils ne sont pas aussi indigestes que les matières grasses, ils ne peuvent empêcher l'administration en nature de ce liquide.

DEUXIÈME PÉRIODE.

Le début de la première dentition vient annoncer que les voies digestives sont dans un état à pouvoir supporter les aliments solides ; parmi ces derniers, on donne la préférence à ceux composés exclusivement de fécule, tels que la crême de riz, la fécule de pommes de terre, l'arow-root, toutes substances qu'on prépare sous forme de bouillies avec du lait de vache. De ces bouillies, on donne quelques cuillerées à bouche, d'abord une fois par jour, le matin; plus tard, une deuxième fois dans l'après midi. Elles seront administrées à des heures où l'enfant a l'habitude de prendre le sein, dont elles doivent tenir lieu ; de sorte que le nombre des tétées qui étaient auparavant de six pour vingt-quatre heures, sera réduit à cinq, puis à quatre. A mesure que les forces augmentent et que le tube gastro-intestinal possède plus d'énergie pour digérer, on passe à des aliments de plus en plus nourrissants; ainsi on administre de la bouillie faite avec de la fleur de farine séchée au four, ou de la panade préparée avec de la mie de pain également séchée au four, puis réduite en farine grossière, qu'on fait bouillir quelque temps avec de l'eau, et qu'on passe ensuite au tamis. Cette farine et cette mie de pain sont déjà plus nourrissantes que les fécules dont nous avons parlé, à cause d'une matière azotée, le gluten, qu'elles renferment. Cet élément azoté concourt surtout à l'accroissement des organes, comme, du reste, toutes les substances protéiques; tandis que la fécule, par sa transformation en sucre dans l'intérieur du corps, sert à l'entretien de la chaleur.

Bientôt on alterne ces derniers aliments avec la semoule et le vermicelle, qui sont encore plus nutritifs, en vertu de leur composition, représentée presque exclusivement par du gluten. Un peu plus tard, on passe à l'administration des bouillons et des potages, puis des œufs cuits sous la cendre ou en forme de lait de poule.

Tous les aliments ci-dessus indiqués ont assez peu de consistance pour être avalés sans une mastication préalable, qui, du reste, est rendue impossible tant qu'il n'existe pas de molaires. Lorsque ces dernières dents, dont l'usage exclusif est de broyer, sont en nombre suffisant, on fait manger de la viande et autres aliments solides.

Plus on approche de l'époque du sevrage, plus le nombre des tétées doit diminuer, pour être remplacé par un nombre égal de repas composés avec les différents matériaux nutritifs que nous venons d'énumérer. Aux deux repas qu'on faisait prendre d'abord, on en ajoute un troisième, puis un quatrième, de manière à ce que le sevrage soit amené insensiblement et ne constitue pas une transition brusque. Les voies digestives, ainsi préparées par des modifications graduelles du régime, ne sont pas exposées aux désordres divers qu'on observe quand le sein est supprimé tout-à-coup, sans avoir ménagé la transition.

De l'usage du vin. — Le vin pur serait très-nuisible et ne manquerait pas d'irriter l'estomac et les intestins; mais lorsqu'il est étendu d'une forte proportion d'eau sucrée, il peut devenir d'une certaine utilité. Voici comment M. Donné s'exprime à son égard: « Je suis très-partisan du vin pour le régime des enfants, et je recommande l'usage des espèces de soupe qu'on leur fait en trempant un peu de pain dans l'eau rougie, légèrement sucrée. Cet aliment est bon, non-seulement pour les fortifier, mais il est très-commode pour la promenade, à laquelle il est si important de consacrer la plus grande partie du jour, dès le plus bas âge; rien n'est plus facile à emporter que ce qui est nécessaire pour un semblable repas. L'eau rougie ne s'altère pas facilement, elle se conserve bien dans une bouteille, et, ce qui n'est pas indifférent, on ne cause aucun embarras aux personnes chargées du soin des enfants à la promenade; une petite bouteille, une timballe, un morceau de sucre et un peu de pain composent toutes les provisions dont elles ont à se charger. Cet aliment peut être introduit dans le régime de l'enfant dès l'âge de six mois. »

Règles à suivre dans l'allaitement par les nourrices. — Nous savons que les intestins du nouveau-né renferment une certaine quantité de méconium qui doit être expulsée, et que, pour opérer cette expulsion, la nature a introduit dans le lait maternel un élément laxatif, à savoir le colostrum. Pour suppléer à cet élément qui n'existe pas chez la nourrice, dont la sécrétion lactée remonte d'ordinaire à six ou sept mois, il convient, d'administrer, les premières heures de la vie, de l'eau sucrée ou quelques cuillerées de sirop de chicorée.

Quelques médecins conseillent de présenter le sein maternel pendant les deux ou trois jours qui suivent l'accouchement. Par ce moyen, disent-ils, on évite encore la production des accidents puerpuéraux, par une sorte de révulsion exercée sur les glandes mammaires. Cette dernière proposition est fausse, car des statistiques établissent que les accidents puerpuéraux ne sont pas plus fréquents chez les femmes qui ne nourrissent pas que chez celles qui nourrissent; d'un autre côté, l'interruption brusque de l'allaitement chez une mère qui l'a commencé, expose cette dernière davantage à l'engorgement et aux abcès du sein, comme le démontre l'observation. Pour ces divers motifs, nous pensons qu'il vaut mieux ne pas commencer l'allaitement, et s'en tenir à l'eau sucrée et au sirop de chicorée.

Il est à remarquer que le lait maternel offre, les quinze premiers jours environ, une augmentation sensible du poids des parties solides, due surtout au beurre qui s'y présente sous l'état granuleux. Une si forte proportion de graisse mal élaborée doit avoir pour résultat de communiquer au liquide mammaire des propriétés laxatives, favorables à la mise en jeu des contractions péristaltiques de l'intestin. Pour obtenir un effet analogue avec un lait déjà ancien, on continuera l'usage du sirop de chicorée les deux premières semaines, à la dose d'une cuillerée à café, trois ou quatre fois par jour, après le repas.

Telles sont les seules modifications à apporter dans l'allaitement par les nourrices, qui se continuera d'après les mêmes règles indiquées dans le chapitre précédent.

Régime de la Femme-Nourrice.

Suivre le régime habituel quand il est assez bien réglé, voilà le seul conseil qu'on puisse donner. En vue de produire une sécrétion lactée plus abondante, il ne faut pas s'adonner presque exclusivement aux fécules et aux légumes, comme on le fait quelquefois. Ces dernières substances n'augmentent pas du tout la sécrétion des glandes mammaires, contradictoirement à l'opinion publique; ensuite leur usage trop absolu a pour résultat de diminuer la richesse du lait. En effet, l'analyse chimique a pu démontrer que chez les femmes pauvres, et, par suite, soumises au régime végétal, le lait offre dans sa composition des altérations évidentes, qui portent sur la quantité d'eau notablement augmentée et le poids des parties solides diminué d'une manière sensible. Ce sont le caséum et le beurre, c'est-à-dire les deux éléments les plus essentiels, qui supportent toute la diminution. Il faudra donc associer les viandes aux féculents, aux légumes, et de tout cela faire un emploi sagement combiné. Parmi les viandes, on choisit celles que l'estomac digère le mieux, avec la seule précaution de ménager l'emploi des épices, dont les propriétés excitantes peuvent nuire à la qualité du lait. Pour cette raison, il convient de faire un usage très-modéré de la charcuterie, où abondent les condiments de toute espèce.

En fait de boissons, il faut s'abstenir autant que possible de celles qui sont excitantes, telles que les liqueurs, le vin pur, le thé, le café, etc. Quand il s'agit d'une nourrice mercenaire, dont la position de fortune ne permet qu'une alimentation avec des féculents et des légumes, il convient de lui donner une rétribution assez forte, pour qu'elle puisse introduire dans son régime l'usage de la viande. Si elle doit quitter son foyer, pour habiter au sein d'une famille où la nourriture est succulente, il faut éviter qu'elle passe subitement d'une alimentation végétale à une alimentation trop animalisée; c'est graduellement qu'on introduit les réformes dans le régime, afin d'éviter des troubles digestifs qui peuvent retentir d'une manière fâcheuse sur la sécrétion mammaire.

Des rapports conjugaux. — Dans le monde, rien n'est plus redouté que la continuation des rapports conjugaux pendant toute la période de l'allaitement; on craint de voir survenir une grossesse, qui est regardée comme devant altérer le lait. Ces craintes sont peut-être trop exagérées; en effet, on a vu des femmes devenues grosses quelques mois après l'accouchement, continuer de nourrir des enfants qui n'ont éprouvé aucun malaise de cet état de gestation.

En 1852, M. Roussin a observé, dans le service de M. Heurteloup, à l'Hôtel-Dieu, une femme qui vint accoucher dans cet hôpital, et ne cessa de présenter le sein à son dernier enfant qu'au moment où elle donnait le jour à un nouveau-né. Jamais le nourrisson n'avait souffert de la grossesse de sa mère.

D'un autre côté, si l'on considère, disent MM. Vernois et Becquerel, que les juments poulinières sont menées à l'étalon huit jours après le part, que l'ânesse et la chèvre n'ont de lait et ne nourrissent qu'à la condition d'être pleines, on sera porté à croire, par analogie, que l'état de gestation chez la femme-nourrice ne doit pas inspirer de sérieuses inquiétudes. Néanmoins, il se passe des changements dans la composition chimique du lait, car les auteurs dont je viens de parler ayant eu l'occasion d'analyser le lait d'une femme devenue grosse pendant qu'elle nourrissait, ont trouvé le poids de l'eau diminué et celui des parties solides augmenté dans la même proportion. Des modifications de ce genre peuvent être de nature à occasionner des accidents chez certains nourrissons très-susceptibles du côté des voies digestives; mais, le plus souvent, elles seront sans effet. Ce qui est le plus à redouter dans ces circonstances, c'est une diminution du fluide lacté, sous l'influence d'une révulsion exercée par l'utérus.

Une continence absolue serait sans doute désirable, mais elle est bien difficile quand la femme-nourrice habite avec son mari. Supposant celle-ci éloignée du toît conjugal, on peut craindre chez elle la manifestation de vifs désirs vénériens qui, n'étant pas satisfaits, retentissent d'une manière fâcheuse sur la santé, et amènent une débilitation aussi nuisible que la grossesse. Pour toutes ces raisons, il convient de permettre les rapprochements sexuels, sauf à cesser l'allaitement, si, la femme devenue enceinte, son lait s'altère assez pour être nuisible et devient insuffisant.

Je terminerai ce chapitre en recommandant aux femmes qui nourrissent de préserver leurs seins contre les rigueurs de la saison, pour éviter les engorgements inflammatoires; de les soutenir par un corset modérément serré et à larges goussets, lorsque, abandonnés à leur propre poids, ils s'engorgent et deviennent douloureux par suite de leur position déclive. Si le mamelon est d'une sensibilité trop vive les premiers jours de l'allaitement, on l'endurcit par des lavages avec une liqueur astringente, telle qu'une solution de tannin, de ratanhia, ou simplement avec de l'eau-de-vie étendue d'eau.

Des circonstances qui doivent faire cesser l'allaitement.

On rencontre des femmes qui, bien portantes au début de l'allaitement, voient bientôt survenir une grande faiblesse et des accidents qui font craindre pour leurs jours. Alors il faut cesser de nourrir.

M. Donné rapporte l'observation d'une jeune

dame très-blonde, bien portante et d'une bonne constitution, quoiqu'un peu molle, qui nourrissait pour la troisième fois, et avec succès pour l'enfant. Tout-à-coup, cette jeune femme se sentit comme épuisée, sa peau devint habituellement chaude; il y eut de la toux, de l'oppression, des sueurs nocturnes; les forces diminuèrent à vue d'œil, et, en moins de quinze jours, elle présenta les symptômes de la phthisie pulmonaire. L'allaitement fut immédiatement interrompu, et dès que la sécrétion lactée fut tarie, tous les accidents disparurent et la santé se rétablit.

Le même auteur rapporte encore les exemples suivants :

Une femme, portière dans la maison qu'il habite, ayant successivement perdu tous ses enfants qu'elle avait mis en nourrice, se décida à nourrir elle-même le dernier qui lui vint à cet âge. Cette femme, vigoureuse et bien constituée, était ardente à l'ouvrage et remplie de dévouement et de cœur. Elle se livra à l'allaitement de son enfant avec une sorte de fureur; à neuf mois, elle lui donnait encore à téter quinze à vingt fois par jour. Arrivée à un état de maigreur extrême, elle est tombée tout-à-coup dans un état de faiblesse d'où rien n'a pu la retirer; deux jours après, cette pauvre femme mourait exténuée.

Une autre femme, jeune encore, après avoir mis cinq enfants au monde, les avoir tous nourris avec le plus grand succès, fut prise, en allaitant le sixième, d'accidents nerveux, de syncopes et d'une faiblesse générale telle, qu'il sembla plusieurs fois qu'elle allait succomber. Elle renonça aussitôt à nourrir, mais ce n'est que longtemps après, avec beaucoup de repos et de soins, qu'elle a pu retrouver les forces et la santé.

Une question importante est de savoir si, dans les affections fébriles aiguës, l'allaitement doit ou non être continué. Toute maladie aiguë accompagnée de fièvre, modifie notablement la composition du lait. D'abord, la sécrétion est moins abondante ; ensuite, on voit reparaître les éléments du colostrum et, à l'analyse chimique, on observe que la quantité d'eau diminue et que le poids des parties solides augmente en proportion inverse. Voici le résumé de dix-neuf analyses faites par MM. Vernois et Becquerel.

Densité, ... Diminution légère.
Eau, ... Diminution notable.
Parties solides, . . Augmentation dans le même sens.
Sucre, ... Diminution marquée.
Caséum, ... Augmentation marquée.
Beurre, ... Augmentation marquée.
Sel, ... Légère augmentation.

Lorsque la maladie ne doit pas être longue, lorsque les altérations n'occasionnent aucun trouble digestif, l'allaitement peut être continué, avec le soin de suppléer à la quantité par l'administration, après chaque tétée, de lait de vache étendu d'eau sucrée. Par ce moyen, on entretient dans les glandes mammaires leur activité fonctionnelle, qui retrouve toute son énergie après la guérison; mais s'il survient des coliques, de la diarrhée, des vomissements, il faut recourir à une autre nourrice. On se conduira de même si la maladie est de celles qui durent longtemps, et s'accompagnent d'une grande prostration des forces, comme la fièvre typhoïde, par exemple; car la sécrétion des mamelles se tarirait avant le rétablissement complet, tandis que des pertes continuelles par ces organes ne manqueraient pas d'agraver la position de la malade.

A propos des fièvres contagieuses, telles que la variole, la rougeole, la scarlatine, la suette miliaire, les craintes d'une contagion ,soit par le fluide lacté, soit par des miasmes, suffisent pour faire cesser l'allaitement.

Dans les maladies chroniques, telles que pleurésie, bronchite, diarrhée chronique, etc., on observe les mêmes altérations que précédemment; le lait devient moins abondant, le colostrum reparaît, l'eau diminue et les parties solides augmentent. En pareil cas, il est prudent de suspendre la lactation dans l'intérêt de la femme et de l'enfant, qui se portent alors un dommage réciproque. L'enfant entretient la chronicité de l'affection par les pertes qu'il fait subir, et la femme, en donnant très-longtemps un lait insuffisant et altéré, expose les jours du nourrisson.

Viennent les abcès du sein. Lorsque la collection purulente occupe l'épaisseur de la glande elle-même, elle doit avoir pour résultat un mélange intime du lait avec le pus. Qui ne comprend l'influence funeste d'un semblable mélange sur la santé de celui qui en fait sa nourriture? Le défaut d'appétit, des vomissements, de la diarrhée, le marasme, et quelquefois même des érésypèles et des abcès gangreneux, en sont bientôt la conséquence. Lorsque l'une des glandes est épargnée, on peut continuer l'allaitement avec celle qui reste saine, si elle fournit une sécrétion assez abondante; mais si elle ne peut suffire, on est bien obligé de prendre une autre nourrice. Quand il existe un simple engorgement inflammatoire qui, comme celui-ci, a une durée peu longue relativement aux abcès, la femme laisse en repos le sein malade, dont la sécrétion est altérée par les éléments du colostrum, et continue l'allaitement avec le produit de la glande saine et du lait de vache coupé.

Les gerçures et les crevasses du mamelon peuvent aussi obliger à cesser l'allaitement. Ces lésions occasionnent souvent des douleurs intolérables qui, lorsqu'elles ne cèdent pas aux moyens ordinaires, nécessitent le repos absolu de l'organe. Si un seul mamelon est affecté, on continue à présenter celui du côté opposé, jusqu'à la guérison; s'ils sont envahis tous deux, une nouvelle nourrice devient indispensable. On se laissera aller avec d'autant plus de facilité à cette dernière résolution, que souvent les gerçures et les crevasses tiennent à une insuffisance du lait, et que ces mêmes gerçures et crevasses, sans cesse irritées par les succions de l'enfant, peuvent devenir la cause de phlegmons et d'abcès du sein.

Enfin, une cause d'interuption momentanée se trouve dans les émotions morales de n'importe quelle espèce, lorsqu'elles communiquent au lait des propriétés nuisibles, comme cela s'observe quelquefois. Deux ou trois jours d'allaitement artificiel suffiront pour le retour à l'état normal.

ALLAITEMENT ARTIFICIEL.

L'allaitement artificiel, employé d'une manière exclusive, doit être rejeté complètement. En effet, les enfants nourris au biberon meurent en plus grand nombre que les autres, surtout dans les grandes villes, où, à la difficulté de se procurer un lait de bonne qualité, se joint l'altération de l'air qui concourt, non moins que le mauvais lait, à augmenter la mortalité. A la campagne, l'allaitement artificiel réussit plus souvent qu'en ville, grâce aux bonnes qualités du lait et de l'air; mais, là encore, il n'est pas exempt de dangers. Si le biberon devient dangereux lorsqu'on en fait un usage exclusif, il est cependant des cas où, employé temporairement, il peut rendre des services. Ces cas, nous allons les énumérer :

1° Lorsque le lait d'une femme-nourrice devient insuffisant au bout d'un certain temps.

2° Lorsque la femme-nourrice est atteinte d'une maladie fébrile aiguë de courte durée. Souvent alors la sécrétion lactée s'altère et occasionne des accidents pour lesquels on est obligé d'interdire le sein momentanément. Afin d'entretenir l'activité des glandes, la femme suce elle-même son lait ou le fait sucer par une autre personne.

3° A la suite des émotions morales, dont l'influence pernicieuse nous est connue. Quelques jours d'allaitement artificiel deviennent alors nécessaires pour garantir le nourrisson.

4° Lorsqu'un sein est devenu malade et que l'autre ne peut suffire à l'allaitement.

5° Lorsqu'une femme se destine à devenir nourrice mercenaire. Alors elle retire du sein son propre enfant, à l'époque où les premières dents apparaissent, c'est-à-dire vers six ou sept mois, et continue à lui donner plusieurs fois par jour du lait de vache, jusqu'à l'âge de 12 ou 13 mois.

6° Lorsqu'un enfant est atteint de coryza. La respiration, rendue impossible ou difficile par les voies nasales, s'effectue alors par la bouche et met obstacle aux succions.

Les indications de l'allaitement artificiel étant posées, de quel lait doit-on se servir?

L'habitude est d'employer le lait de vache,

facile à se procurer ; mais comme il pourrait être indigeste, par suite de la trop grande quantité de graisse qu'il renferme, il importe de faire usage de celui obtenu au commencement de la traite. Ce dernier contient moins de beurre pour des raisons précédemment mentionnées. Si toute la traite a été mélangée, il devient nécessaire d'ajouter à ce lait le quart de son poids d'eau sucrée environ, pour diluer l'excès de graisse.

Il est bien entendu que ce liquide, au moment de son administration, doit avoir une température qui se rapproche de celle du lait de femme au sortir de la mamelle.

On peut encore employer le lait de chèvre, soit celui obtenu au commencement de la traite, avec le soin d'ajouter un peu d'eau sucrée pour diluer le caséum qui s'y trouve en grand excès, soit le mélange de toute la traite avec une plus forte proportion de cette même eau.

Enfin, le lait d'ânesse peut être administré sans dilution, car le caséum et surtout le beurre, y sont en moindre quantité que dans le lait de femme. En vertu de sa facile digestion, le lait d'ânesse doit être réservé pour les cas d'inflammation gastro-intestinale.

DU SEVRAGE.

A quel âge convient-il de sevrer? On sèvre à l'époque où les dents sont assez nombreuses pour permettre la mastication de toute espèce d'aliments, c'est-à-dire après l'évolution des deux premières molaires, qui apparaissent ordinairement du douzième au quinzième mois. On profite alors de l'intervalle de calme qui existe entre cette poussée et la suivante.

Il est divers cas où le sevrage doit éprouver du retard : 1° lorsque les deux premières molaires se montrent plus tard que d'habitude; 2° lorsque les voies digestives n'ont pas été préparées par les modifications graduelles du régime, car l'enfant ne peut sans danger passer subitement d'une alimentation douce à une alimentation excitante; 3° lorsque chaque poussée dentaire s'accompagne de désordres assez sérieux pour compromettre la santé. Les accidents qu'on peut observer alors sont : des convulsions, des broncho-pneumonies, et, plus souvent, des inflammations gastro-intestinales. Si précédemment leur violence a compromis la vie, il faut ajourner le sevrage jusqu'après la sortie des canines, dont l'évolution a lieu du dix-huitième au vingt-deuxième mois. Ces dernières, obligées d'écarter les voisines pour se frayer un passage, engendrent des douleurs plus vives, et, par suite, des phénomènes sympathiques plus intenses du côté de la tête, de la poitrine et du ventre. Durant ces orages, il peut arriver que le nourrisson refuse tout aliment, excepté le sein. Il devient donc utile d'éloigner le moment du sevrage, pour ménager à l'enfant la seule nourriture qu'il veuille accepter. L'évolution des canines une fois accomplie, les troisièmes molaires, qui ne viennent que longtemps après, ne doivent inspirer aucune crainte. Le long repos qui sépare ces deux poussées est mis à profit pour supprimer le sein d'une manière complète.

Quelles sont les précautions à prendre pour le sevrage ? Une fois la résolution prise, il vaut mieux, dit M. Donné, cesser l'allaitement promptement et terminer en quelques jours, que de continuer indéfiniment à donner, une ou deux fois en vingt-quatre heures, un lait qui s'altère et se détériore dès qu'il n'est plus suffisamment sollicité par des succions répétées.

Pour que l'enfant ne soit pas sollicité à demander le sein à la vue de sa mère ou de sa nourrice, il faut confier celui-ci, pendant quelques jours, aux soins d'une personne étrangère.

Le sevrage, amené graduellement, comme nous l'avons dit, par l'addition au régime de substances de plus en plus nutritives, et résolu dans un moment convenable, ne deviendra pas une époque remarquable de mortalité, ainsi que cela s'observe chez les enfants séparés du sein sans aucune précaution.

Du régime après le sevrage.

Le régime des enfants sevrés doit consister dans une combinaison sage de végétaux et de viandes douces. Éviter les aliments trop épicés, ainsi que les boissons trop excitantes, telle est la seule recommandation qu'on puisse faire. Autrefois, la viande n'était administrée aux enfants qu'avec répugnance; on craignait de produire ce qu'on appelait alors la putridité. Cette coutume, innocente dans les pays chauds, fit souvent des victimes parmi ceux qui, prédisposés aux affections tuberculeuses, avaient le malheur de naître dans un pays froid. Aujourd'hui, il est parfaitement reconnu que le froid et un régime végétal mettent dant les meilleures conditions pour voir éclore la phthisie, dont le développement peut être prévenu par l'usage d'une quantité de viande en rapport avec la température plus ou moins froide du climat. La viande devient donc indispensable dans les contrées froides; pourquoi cela? C'est que la chair des animaux renferme beaucoup de matières grasses, qui, par leur combustion dans le sang, produisent une énorme quantité de chaleur, et réparent les pertes énormes de calorique que fait subir le rayonnement. Une déperdition de chaleur trop forte, eu égard à la somme des matériaux de calorification dont peut disposer notre économie, est précisément la cause la plus favorable à la production des tubercules. En outre, plus que tout autre aliment, la viande contient des substances azotées propres à l'entretien de nos organes. Malgré tous les avantages de la viande, il importe d'en éviter l'abus, dont le résultat serait une constipation opiniâtre qu'on prévient par l'usage simultané d'aliments tirés du règne végétal.

Afin de fixer les idées sur la composition des repas, M. Donné a tracé l'ordre suivant, dont on pourra s'écarter plus ou moins, suivant la position ou les circonstances.

Les enfants font leur premier repas dès qu'ils sont levés. Ce repas se compose ordinairement d'une soupe seulement, soit au lait, soit au bouillon gras, avec du pain ou quelques fécules, quelque pâte, telle que la semoule ou le vermicelle. Ce premier déjeuner a lieu vers sept ou huit heures du matin, quelquefois même plus tôt, en été.

Vers midi, ils font un deuxième repas plus solide, dans lequel on peut encore faire entrer une soupe, mais accompagnée d'une petite quantité de viande. Un peu de volaille, un morceau de côtelette de mouton, de veau, de rôti quelconque, ou du ragoût simple, conviennent très-bien pour ce repas. Les œufs à la coque, brouillés sur le plat, sont d'une grande ressource, et sont bons dans tous les cas pour varier le régime à tous les âges.

Sur les trois ou quatre heures de l'après-midi, un nouveau repas léger a lieu. Comme l'enfant est ordinairement à la promenade, ce petit repas se fera dehors, et se composera par conséquent de substances faciles à emporter. Ce sera une tartine de confitures, un morceau de pain avec un peu de chocolat, ou même un peu plus tard un morceau de pain sec.

Enfin, au dernier repas du soir, l'enfant mangera de la soupe, un peu de viande, ou quelques légumes, dès qu'il en aura le goût, tels que pommes de terre, carottes et autres, suivant la saison.

Tous ces aliments devront être assez cuits, pour que leur mastication soit facile; ils seront peu épicés, mais suffisamment pourvus de sel, dont l'utilité est incontestable.

DU SOMMEIL.

Le sommeil est le repos des fonctions animales, à savoir : la motilité, les impressions sensoriales et les facultés cérébrales. La respiration et la circulation, qui doivent fonctionner sans cesse pour l'entretien de la vie, continuent seules leur action. Chez l'homme adulte, les organes de la vie animale peuvent fonctionner de quinze à dix-huit heures, sans que le besoin de dormir se fasse sentir; mais il n'en est pas de même chez les enfants, dont la faiblesse explique facilement la nécessité d'un repos plus prolongé. Ces derniers consacreront au sommeil neuf ou dix heures de la nuit; en outre, jusqu'à l'âge de deux ans environ, on les habituera à dormir une seconde fois vers midi. Ce sommeil supplémentaire se prendra, soit dans le berceau, lorsque la pluie, une trop forte chaleur ou un trop grand froid empêchent la promenade vers le milieu du jour, soit dans les bras de la mère ou de la nourrice, lorsque la saison froide ou le mauvais temps ne permettent de sortir qu'à ce moment. A partir de deux ans, l'enfant est assez fort pour rester éveillé toute la journée; aussi doit-on supprimer le sommeil diurne, afin que celui de la nuit devienne plus profitable.

De quelle manière doit-on endormir les enfants? Pour arriver à ce but, divers moyens sont employés. D'abord, dans nos pays, où la plupart des berceaux sont munis à chaque extrémité d'un segment de cercle qui permet des mouvements de rotation, c'est par des balancements qu'on cherche à calmer les cris et procurer le repos. Je ne doute pas que ce moyen ne soit le plus mauvais de tous ceux employés. En effet, ces rotations impriment à la tête, qui n'est retenue par rien, des mouvements de droite et de gauche qui ébranlent la masse encéphalique, et déterminent en elle une fluxion sanguine, dont le résultat est d'amener une torpeur générale, un sommeil pathologique. Ce sommeil est de même nature que celui des volatiles qu'on endort par de rapides mouvements en cercle, après leur avoir caché la tête sous une aile. Ces congestions cérébrales si fréquemment renouvelées, peuvent-elles influer sur la proportion considérable des maladies du cerveau dans l'enfance? Je ne suis pas éloigné de le croire.

D'autres fois on ne berce pas, mais on fait contracter à l'enfant l'habitude de s'endormir sur les bras ou sur les genoux de la nourrice, après quoi on le dépose dans son lit. Cette pratique, moins funeste que la précédente, n'est cependant point à l'abri de reproches. Sous l'influence de l'habitude qui s'invétère de plus en plus, bientôt le sommeil, dès qu'il est interrompu par une cause ou une autre, ne peut revenir que dans les bras de la nourrice, et devient pour celle-ci une cause de sujétion ennuyeuse pour le jour et nuisible pour la nuit.

Je blâme également les chansons et les bruits musicaux, qui offrent les mêmes inconvénients dont je viens de parler, sans présenter aucun avantage.

De ces trois procédés, le premier pouvant avoir des conséquences fâcheuses, les deux autres étant au moins inutiles, je conseille le moyen plus simple de placer l'enfant dans son lit, loin d'une lumière naturelle ou artificielle un peu vive et des bruits trop violents, puis d'attendre l'arrivée naturelle du sommeil. Les premières fois, on a des cris, de la colère; si on résiste, tout s'apaise, et bientôt l'habitude de s'endormir seul est contractée.

DE LA PROMENADE.

L'air pur du dehors a une immense influence sur la force et la santé des individus; pour le prouver, nous ne saurions mieux faire que de comparer la population des campagnes à celle des grandes villes. La première est généralement bien constituée et d'une forte santé; la seconde, au contraire, est étiolée et d'une constitution généralement débile. La cause de cette différence réside surtout dans l'air qui est pur pour la première, et qui, pour la seconde, est vicié par l'agglomération des individus, et par les produits de l'industrie et des arts. L'action d'un air confiné et vicié par des miasmes est surtout pernicieuse chez les enfants qui absorbent plus que les adultes, en raison de l'activité plus grande de leur respiration; aussi est-il nécessaire de les sortir le plus longtemps et le plus tôt possible, surtout ceux qui vivent au milieu d'un grand centre de population, dans les rues étroites et mal éclairées. Cette recommandation n'est pas moins utile aux enfants de la campagne qui naissent sous des toits humides, infectés par la fumée de fourneaux en désordre, ou par des miasmes putrides engendrés dans le voisinage. Licurgue, dit Leroy, avait si bien senti l'influence du foyer domestique sur les premières années de l'existence, qu'il avait établi un usage qui tenait les enfans aux champs jusqu'à sept ans, le retour à la maison paternelle n'étant permis qu'après cette époque. De cette façon, il obtenait des hommes robustes et dont les forces physiques étaient supérieures.

A quelle époque faut-il commencer les promenades? Pendant l'été, lorsque le ciel est pur et que les vents sont calmes, on peut, sans inconvénient, les commencer deux ou trois jours après la naissance, avec la précaution de protéger la vue contre les rayons solaires; mais, s'il tombe de la pluie ou si les vents sont impétueux, on les ajourne à la cessation de ces intempéries. Quant à leur durée, ces promenades s'étendront du matin au soir, lorsque la position de fortune permettra à la femme une vie oisive;

les nourrices ou les mères qui habitent la campagne et se livrent aux travaux des champs, peuvent faire construire des berceaux légers, qui leur permettent d'emporter l'enfant avec elles. Les femmes qui ont un état sédentaire et ne peuvent louer une nourrice de la campagne, chargeront du soin de la promenade un des membres de la famille ou une personne quelconque.

Pendant l'hiver, le nouveau-né, dont la réfrigération est si facile, ne sortira que plusieurs semaines après sa naissance. La promenade aura lieu vers le milieu du jour et sera peu longue, à cause du froid qui saisit bientôt l'enfant, malgré la couche épaisse de vêtements dont il est protégé.

DES SOINS DE PROPRETÉ.

La propreté du corps chez les enfants est une des principales choses à entretenir. Elle a pour effet d'abord d'enlever les ordures, telles que l'urine et les matières fécales, qui, en vertu de leurs propriétés irritantes, finiraient par excorier la peau à la suite d'un contact prolongé; ensuite elles favorisent les fonctions de l'appareil cutané, en désobstruant l'orifice des glandes sudoripares, qui éliminent un certain nombre de matériaux devenus inutiles, et dont la rétention au sein de l'économie pourrait engendrer des accidents. Peut-être pourrait-on douter de l'utilité des soins de propreté, en considérant que les habitants de la campagne négligent d'ordinaire ces soins avec impunité; mais chez eux les fatigues du travail entretiennent dans les glandes une activité sécrétoire continuelle, qui empêche leur obstruction; d'un autre côté, leur vie au milieu des champs les expose aux pluies qui arrivent bien vite sur la peau, à cause de la légèreté habituelle des vêtements, et constituent un véritable bain.

Comment procéder à la propreté des enfants? Plusieurs méthodes sont en usage. L'une consiste à laver l'enfant avec de l'eau froide tous les matins, quelques instants après le lever. Pour cela, on se sert d'une éponge qu'on passe rapidement à la surface du corps; puis avec un linge chaud, on essuie promptement les différentes régions, au fur et à mesure qu'elles ont été mouillées, afin d'éviter l'évaporation, qui, soustrayant une grande quantité de chaleur, pourrait devenir funeste. Chacun se rappelle la sensation pénible de froid qu'on éprouve au sortir d'un bain; cette sensation, simplement désagréable pour l'adulte, pourrait devenir chez l'enfant une cause de maladies, si on ne la prévenait par l'application sur la peau de linges secs et chauds qui absorbent rapidement toute l'humidité.

A la suite de ces lavages, il survient à la peau une vive réaction, qui favorise la circulation dans les capillaires de cette membrane, et donne à celle-ci une résistance plus grande contre le refroidissement.

Ces ablutions froides peuvent être essayées chez tous les enfants ; si la réaction est prompte et vive, on les continue ; si, au contraire, la réaction s'établit incomplètement, on les cesse, dans la crainte d'accident.

Lorsque l'eau froide n'est pas supportée, on emploie l'eau tiède, qui ne présente aucun inconvénient, pourvu que les différentes parties du corps soient rapidement essuyées au fur et à mesure qu'elles ont été lavées.

Les ablutions, soit à l'eau froide, soit à l'eau tiède, doivent être répétées tous les matins, et, dans la journée, toutes les fois que l'enfant se salit.

Quant aux bains tièdes, ils doivent être réservés pour le cas de prédominance du système nerveux ; alors un bain ou deux, pris toutes les semaines, peuvent être très-utiles,

FIN.

TABLE DES MATIÈRES.

1241

www.ingramcontent.com/pod-product-compliance
Ingram Content Group UK Ltd.
Pitfield, Milton Keynes, MK11 3LW, UK
UKHW020404230726
13925UKWH00003B/1253

9 782013 764391